BEI GRIN MACHT SICH IHR WISSEN BEZAHLT

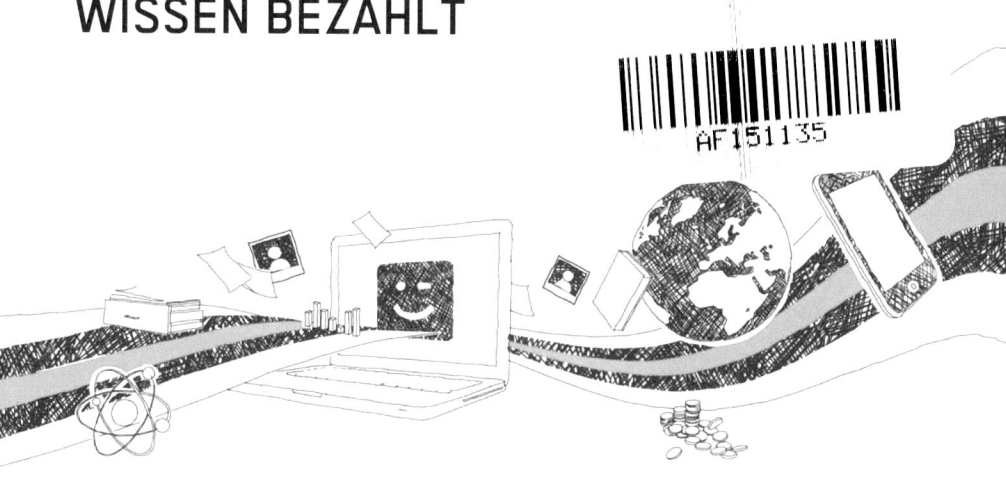

- Wir veröffentlichen Ihre Hausarbeit,
  Bachelor- und Masterarbeit

- Ihr eigenes eBook und Buch -
  weltweit in allen wichtigen Shops

- Verdienen Sie an jedem Verkauf

Jetzt bei www.GRIN.com hochladen und kostenlos publizieren

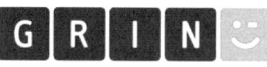

Theresa Nuhn

Ein normativer Leitfaden zur Implementierung des neuen Entgeltsystems für Psychiatrie und Psychosomatik

Fahrplan in Richtung Zukunft

GRIN Verlag

Bibliografische Information der Deutschen Nationalbibliothek:

Die Deutsche Bibliothek verzeichnet diese Publikation in der Deutschen National-
bibliografie; detaillierte bibliografische Daten sind im Internet über http://dnb.d-
nb.de/ abrufbar.

Impressum:

Copyright © 2013 GRIN Verlag, Open Publishing GmbH
Druck und Bindung: Books on Demand GmbH, Norderstedt Germany
ISBN: 978-3-656-57927-4

Dieses Buch bei GRIN:

http://www.grin.com/de/e-book/267105/ein-normativer-leitfaden-zur-implementie-
rung-des-neuen-entgeltsystems-fuer

GRIN - Your knowledge has value

Der GRIN Verlag publiziert seit 1998 wissenschaftliche Arbeiten von Studenten, Hochschullehrern und anderen Akademikern als eBook und gedrucktes Buch. Die Verlagswebsite www.grin.com ist die ideale Plattform zur Veröffentlichung von Hausarbeiten, Abschlussarbeiten, wissenschaftlichen Aufsätzen, Dissertationen und Fachbüchern.

Besuchen Sie uns im Internet:

http://www.grin.com/

http://www.facebook.com/grincom

http://www.twitter.com/grin_com

„Fahrplan in Richtung Zukunft"

Ein normativer Leitfaden zur Implementierung des neuen Entgeltsystems für Psychiatrie und Psychosomatik

- Seminararbeit -

Name, Vorname: Nuhn, Theresa

Studiengang: BWL - Gesundheitsmanagement
Kurs: WGW11
Veranstaltung: Integrationsseminar

Abgabetermin: 31. Dezember 2013

Inhaltsverzeichnis

Abkürzungsverzeichnis

Abs.	Absatz
Aufl.	Auflage
BPflV	Bundespflegesatzverordnung
d. h.	das heißt
DKR-Psych 2013	Deutsche Kodierrichtlinien Psychiatrie/
	Psychosomatik 2013
DRG	Diagnosis Related Group
etc.	et cetera
FMEA	Failure Mode and Effects Analysis
KIS	Krankenhausinformationssystem
mind.	mindestens
Nr.	Nummer
OGVD	obere Grenzverweildauer
PEPP	Pauschalierendes Entgeltsystem für
	Psychiatrie und Psychosomatik
S.	Seite
u. a.	unter anderem
UGVD	untere Grenzverweildauer
z. B.	zum Beispiel

1   Projektkonzeption

Ab dem 01.01.2015 ist PEPP verpflichtend als neues Entgeltsystem für Psychiatrie und Psychosomatik einzuführen, sodass es für die Einrichtungen jetzt „volle Kraft voraus" heißt. Es gilt nun einen Fahrplan bzw. eine Art Checkliste zu entwickeln, um die chronologisch entstehenden Aufgaben und Anforderungen zu erfassen und so PEPP erfolgreich einzuführen.

Mit der Implementierung von PEPP soll ein „durchgängiges, leistungsorientieres und pauschalierendes Vergütungssystem"[1] für Psychiatrie und Psychosomatik auf Basis von tagesbezogenen Entgelten geschaffen werden. Folglich ist das Ziel, ein vergleichbar transparentes System zur DRG-Abrechnung in der Psychiatrie und Psychosomatik zu etablieren.

2   Projektvorbereitung

2.1   Management-Entscheidungen

Durch die gesetzliche Verpflichtung zur Einführung von PEPP wurde den Einrichtungen diese Entscheidung abgenommen, jedoch ist es ihnen freigestellt, wann sie mit der neuen Abrechnung beginnen möchten. In den Jahren 2013 und 2014 besteht die Möglichkeit eines optionalen Einstiegs, d. h., dass den Einrichtungen freisteht bereits dort nach PEPP abzurechnen. Ab 2015 ist Umstellung auf das neue Entgeltsystem schließlich verpflichtend. Die Gesetzgebung unterstützt die Nutzung des neuen Entgeltsystems in den Optionsjahren, da die Einrichtungen in diesem Zeitraum unter geschützten Bedingungen und ohne Verlustrisiken abrechnen können: Bis 2015 werden Mindererlöse zu 95 % und Mehrerlöse zu 65 % ausgeglichen.[2]

Obwohl diese Minder- und Mehrerlösausgleiche zu einer Kostenbegrenzung führen, hat das Management weitere aufsteigende Kostenfaktoren (z. B. für

---

[1] KHG § 17d Abs. 1
[2] BpflV § 3 Abs. 5 Nr. 1 und 3

zusätzliches Personal, Schulungen etc.) zu berücksichtigen. Hierfür gilt es ein internes Budget zu erstellen, das das Maximum an finanziellen Ressourcen enthält, die für die PEPP-Einführung eingesetzt werden können.

Zusätzlich sind Verantwortlichkeiten zu klären bzw. Aufgaben und Funktionen zu personifizieren. Das bedeutet, dass Personen Verantwortung und somit einen Zuständigkeitsbereich übertragen bekommen. Hierdurch soll eine personelle Identifikation mit dem System stattfinden, was die Gefahr minimiert, dass sich keiner autorisiert oder zuständig fühlt.

2.2 Prozessidentifikation und -anpassung

Um zu einer ersten Übersicht über die von der PEPP-Einführung betroffen internen Prozesse zu gelangen, können diese mithilfe einer Prozesslandschaft (Abb. 1) schematisch dargestellt werden. Hierbei ist zwischen Führungs-, Leistungs- und Unterstützungsprozesse zu unterscheiden.

Abb. 1: Prozesslandschaft

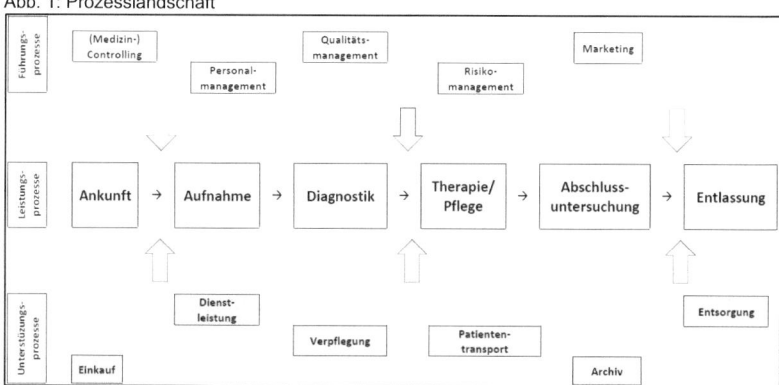

Quelle: Eigene Darstellung[3]

---

[3] In Anlehnung: Blonski, Harald; Stausberg, Michael (Prozessmanagement, 2003), S. 77

Führungsprozesse

Ein Medizincontrolling dient als Kommunikationsschnittstelle zwischen administrativen und medizinischen Bereich. Es arbeitet grundlegende Daten zu Kennzahlen und Informationen auf, an denen sich Organisationsziele und -entscheidungen orientieren. Da sich zukünftig der Erlös psychiatrischer Einrichtungen maßgeblich durch die Summe der Bewertungsrelationen ergibt, ist es Aufgabe des Medizincontrollings in diesem Fall die erfolgsentscheidenden Bewertungsrelationen zu identifizieren und deren Prozesse zu optimieren. Der Einsatz eines Groupers zur Ermittlung einer PEPP ist für das Medizincontrolling ein neuer, aber aus dem Bereich der DRGs bekannter, Prozess. Zusätzlich ergibt sich durch die Einführung des neuen Entgeltsystems ein Schulungsbedarf, der durch Inhouse-Veranstaltungen des Medizincontrollings gedeckt werden kann.

Die Zuständigkeit des Personalmanagements liegt darin, ausreichend qualifiziertes Personal zu organisieren. Die Einführung eines Arztes als PEPP-Beauftragten, der die komplexen Fälle fachlich prüft und zur Abrechnung freigibt, wäre empfehlenswert. Ebenso eine Kodierfachkraft, die medizinisches Hintergrundwissen, betriebswirtschaftlichen Sachverstand und EDV-Kompetenzen aufweist. Entsprechendes Pflegepersonal kann durch Weiterbildung den Status der medizinischen Kodierfachkraft erlangen. Ihre Aufgabe wird darin bestehen, Kodes anhand der Patientenakte zu überprüfen und bei Unklarheiten Rücksprache mit dem behandelnden Arzt zu halten.[4] Die entsprechenden Stellen müssen durch Stellenbeschreibungen definiert und ausgeschrieben werden.

Der Aufgabenbereich des Qualitäts- und Risikomanagements wird mittelbar durch PEPP tangiert: Es gilt weiterhin Qualitätskennzahlen zu überwachen und Risiken rechtzeitig zu definieren. Dementsprechend sind die Auswirkungen durch PEPP-Einführung zu ermitteln. So sollten beispielsweise besonders die Patientenbeschwerden überwacht werden. Sie können Hinweise auf eine Verschlechterung der Patientenbehandlung geben.

---

[4] Vgl. Wolf-Mentzler, Claus et al. (Psych-Entgeltsystem, 2013), S. 58

Leistungsprozess

Die Dokumentation, als eine der maßgeblichen Modifikationen durch PEPP, erhöht den Anspruch an die patientenbezogene Dokumentation durch die Notwendigkeit der vollständigen, sach- und fachgerechten Abbildung des Behandlungsprozesses. Sie übernimmt im Wesentlichen folgende drei Funktionen:

1. Auslösen eines OPS-Kodes durch abrechnungsrelevante Daten
2. Beweis und Rechtfertigung die Abrechnung
3. Informationsquelle für alle am Behandlungsprozess Beteiligten[5]

Bereits in der Aufnahme werden mit der Erfassung der Personalien die erlösrelevanten Daten wie Alter, Geschlecht, Aufnahmeart (teil-/vollstationär) sowie Aufnahmestation erfasst.

Der Diagnostik wird durch die Einführung von PEPP eine besonders einflussreiche Rolle beigemessen, da die Hauptdiagnose als wesentliches Merkmal zur Einteilung in eine Entgeltgruppe dient. So musste vor der Einführung von PEPP die Hauptdiagnose auch kodiert werden, jedoch war hierbei keine einheitliche Definition der Hauptdiagnose vorgegeben. Die DKR-Psych 2013 legen nun die Hauptdiagnose als „die Diagnose, die nach Analyse als diejenige festgestellt wurde, die hauptsächlich für die Veranlassung des stationären Krankenhausaufenthaltes des Patienten verantwortlich ist"[6] fest. Demnach kann der Aufenthaltsgrund eines Patienten erst nach dessen Entlassung, durch Evaluation aller Befunde und Untersuchungsergebnisse, bestimmt werden. [7]

Alle Therapie- und Pflegemaßnahmen, die während der Behandlung von Ärzten, Psychologen und Spezialtherapeuten erbracht werden und mind. 25 Minuten dauern, sind entsprechend festzuhalten. Diese Dokumentation ist abrechnungsrelevant, da sie den OPS-Kode beeinflussen.

---

[5] Vgl. Studenski, Frank et al. (Neues Entgeltsystem, 2013), S.17 f.
[6] Deutsche Krankenhausgesellschaft, GKV-Spitzenverband, Verband der privaten Krankenversicherung, Institut für das Entgeltsystem im Krankenhaus (DKR-Psych, 2013), S. 3
[7] Vgl. Schulz Du-Bois, Christian et al. (Neues Entgeltsystem, 2011), S. 36

Der Tag der Entlassung bzw. Verlegung beeinflusst die verweildauerabhängige Vergütung. Die Verweildauer wird individuell für jede PEPP festgelegt und kann mit der UGVD und OGVD aus dem DRG-System verglichen werden. Der Anreiz zum frühzeitigen Entlassen durch den degressiven Vergütungsverlauf wird durch die Wiederaufnahmeregelung eingedämmt: Liegen zwischen der ersten und zweiten Aufnahme eines Patienten weniger als 120 Tage oder liegen zwischen der ersten Entlassung und zweiten Aufnahme weniger als 21 Tage, ist eine Fallzusammenführung vorzunehmen.

Unterstützungsprozesse

Die Informations- und Datenverarbeitung ist ein Dienstleistungsprozess, der durch PEPP beeinflusst wird, denn sie muss den formalen Anforderungen gerecht werden sowie den Workflow unterstützen. Hierfür eignet sich der Einsatz eines Krankenhausinformationssystems (KIS). Für Einrichtungen, die in den Optionsjahren noch nicht nach PEPP abrechnen, wird eine „Simulationsfunktion" empfohlen: Sie bietet die Möglichkeit, das neue Abrechnungssystem auszuprobieren und Vergleiche zwischen den simulierten Entgelten und den tatsächlich abgerechneten tagesgleichen Pflegesätzen zu ziehen.

3 Risiken-Analyse

3.1 Failure Mode and Effects Analysis (FMEA)

Die FMEA ist zur Analyse von möglichen Fehlerursachen und deren Auswirkungen geeignet, um potenzielle Risiken während der Einführung von PEPP vorzubeugen. Hierbei werden die gesammelten Risiken mit Punkten zwischen 1 und 10 bemessen, wobei Risikoumfeld und -kontext berücksichtigt werden. Diese quantitative Bewertung findet in den drei Dimensionen Schadensausmaß (Bedeutung des Fehlers bzw. Fehlerfolgen), Eintrittswahrscheinlichkeit und Entdeckungswahrscheinlichkeit statt.[8] Als Ausdruck der Risikohöhe und -

---

[8] Vgl. Neumann, Alexander (Qualitätsmanagement, 2008), S. 298 - 301

dringlichkeit ergibt sich die sogenannte Risikoprioritätszahl durch Multiplikation der Einzelbewertungen von Bedeutung, Auftreten und Entdeckung.[9]

Abb. 2 stellt drei zentrale Risiken für Einrichtungen in einer verkürzten FMEA dar, die während der Einführung des neuen Entgeltsystems auftreten können.

Abb. 2: Verkürzte FMEA

Risikostichwort	Schadens-ausmaß	Eintritts-wahrscheinlichkeit	Entdeckungs-wahrscheinlichkeit	Risiko-prioritätszahl
Kommunikation	8	4	6	192
Patienten-vernachlässigung	9	5	4	180
Diagnose	3	8	2	48

Quelle: Eigene Darstellung[10]

3.2   Kommunikation

Kommunikation zwischen den verschiedenen Hierarchieebenen eines Unternehmens ist dahingehend von Bedeutung, dass sie sich unmittelbar auf das Arbeitsklima niederschlägt und dementsprechend mittelbaren Einfluss auf die Produktivität und den Unternehmenserfolg ausübt. Folglich handelt es sich hierbei um ein potenziell schwerwiegendes Risiko mit erheblichen Auswirkungen, dem ein Schadensausmaß von 8 Punkten zuzuordnen ist.

Die interne Kommunikationsweise beeinträchtigt im Wesentlichen das kooperative Verhältnis zwischen Management und Mitarbeitern: Ein zu spät gewählter Zeitpunkt des Informationsflusses und eine Top-down-Kommunikation des Managements führen zu einem Unverständnis des Personals, da es sich durch diese Vorgehensweise übergangen und von der Entscheidungsfindung ausgeschlossen fühlt. Durch einen Ausbau der Kommunikationsmöglichkeiten (z. B. E-Mail, Intranet etc.) wird die Erreichbarkeit der Mitarbeiter erleichtert und die Eintrittswahrscheinlichkeit (4 Punkte) dieses Effekts eingedämmt.

---

[9] Vgl. Tietjen, Thorsten et al. (FMEA-Praxis, 2009), S. 16
[10] In Anlehnung: Tietjen, Thorsten et al. (FMEA-Praxis, 2009), S. 140

Die Entdeckungswahrscheinlichkeit wird mit 6 Punkten als gering eingestuft, da es keine expliziten Determinanten gibt, die eine mangelhafte Kommunikation messen. Eine kommunikationsbedingte Verschlechterung des Arbeitsklimas kann sich in der Zunahme von Personalbeschwerden und im Anstieg von Ausfallzeiten wiederspiegeln.

Zur Optimierung des Kommunikationsprozesses ist es empfehlenswert, den Informationsfluss einzuleiten, sobald eine Veränderung feststeht. Bei weitreichenden Entscheidungen bietet es sich an eine Informationsveranstaltung zu organisieren. Hierbei wird eine Bottom-up-Kommunikation ermöglicht, sodass die Mitarbeiter ihren Beitrag in den Entscheidungsprozess einbringen können.

3.3 Patientenvernachlässigung

Das Schadensausmaß der Patientenvernachlässigung ist mit 9 Punkten als sehr hoch anzusehen. Tritt dieses Risiko ein, so erhält der Patient nicht die benötigte Aufmerksamkeit bzw. Behandlung durch das Pflegepersonal. Die Folgen können von einem verlangsamten Genesungsprozess bis hin zum Tod des Patienten bei Versäumnis lebensnotwendiger Maßnahmen führen.

Das Gefahrenpotenzial der Vernachlässigung von Patienten kann auf einen erhöhten Koordinations- und Organisationsaufwand durch PEPP zurückgeführt werden. Das Eintreten dieses Risikos wird mit 5 Punkten als gering bis mäßig eingeschätzt. Die neue, zusätzliche Dokumentation von Patientenmerkmalen und Therapieeinheiten belastet das Pflegepersonal, sodass die Zeit für die Patientenbetreuung eingeschränkt wird.

Mit 4 Punkten wird die Entdeckungswahrscheinlichkeit als gering eingestuft. Zum einen kann dieses Risiko in einer Überbelastung des Pflegepersonals wiederspiegeln, das sich durch Überstunden, hohe Ausfallquote sowie Personalbeschwerden zeigen kann. Zum anderen kann eine hohe Wiederaufnahmequote ein Indikator von Patientenvernachlässigung sein.

Um dieses Risiko zu minimieren, empfiehlt es sich die Dokumentation elektronisch zu unterstützen und zu entlasten. Dies kann z. B. durch eine elektronische Patientenakte geschehen: Hier werden patientenbezogene Informationen zentral in einem Data-Warehouse gesammelt, gespeichert und abgerufen, sodass redundante Datensammlungen vermieden werden können.

3.4 Diagnosegruppen

Die Umstellung des Diagnoseverfahrens durch PEPP stellt ein finanzielles Risiko dar. Durch eine „falsche" Einordnung der Diagnose in eine Diagnosegruppe, besteht die Gefahr, dass der Einrichtung zustehende Erlöse wegfallen. Das Schadensausmaß wird mit 3 Punkten als relativ gering bewertet, da sich die Einrichtungen während der anfänglichen budgetneutralen Phase in einem „Schutzmodus" befinden, sodass „Verluste, die durch die Anwendung des neuen Entgeltsystems versucht [..], möglichst vermieden werden"[11].

Die Fehlerquelle bei falscher Einordnung liegt nur bedingt beim behandelnden Arzt: Da Patienten in der Psychiatrie meist ein Bündel an Symptomen aufweisen, sind klassische „Lehrbuchfälle" selten, sodass man keine klare Grenze zwischen den psychischen Erkrankungen ziehen kann.[12] Aus diesem Grund besteht eine hohe Wahrscheinlichkeit, dass dieses Risiko eintritt und wird mit 8 Punkten bewertet.

Die Entdeckung dieses Fehlers wird mit 2 Punkten als hoch eingeschätzt. Dies ist darin begründet, dass die Kodierfachkraft die eingegebenen Daten vor der Abrechnung kontrolliert. Da PEPP ein lernendes System ist, wird es sich an die Anforderungen anpassen, sodass auch eine tiefgreifende Differenzierung der Diagnosegruppen stattfinden wird. Zusätzlich kann man in dieser Situation empfehlen, das verantwortliche Personal durch entsprechende Fort- und Weiterbildungen für die Thematik der Diagnoseeingruppierung zu sensibilisieren.

---

[11] Rau, Ferdinand et al. (Psych-Entgeltsystem, 2013), S. 27
[12] Hellweg, Rainer in „Der Tagesspiegel" (Schatten der Seele) vom 24.08.2013

4   Fazit und Ausblick

Die PEPP-Einführung ist für Psychiatrie und Psychosomatik unausweichlich. Aus diesem Grund bietet es sich an, sich frühzeitig mit der Thematik auseinanderzusetzen. Die Zielsetzung und die Rahmenbedingungen sind durch gesetzliche Vorgaben festgelegt. Die Einrichtungen haben nun die Möglichkeit sich bestmöglich auf diese Situation vorzubereiten.

Dieser allgemeingültige Leitfaden zur Einführung von PEPP soll eine Art Hilfestellung bieten, den die betroffenen Einrichtungen an ihre individuellen Voraussetzungen und Bedürfnisse anpassen müssen.

Jede gute Planung und Vorbereitung auf eine anstehende Veränderung ist fruchtlos ohne die Mitwirkung und Unterstützung der Mitarbeiter. Hierfür ist ein gut funktionierender Kommunikationsfluss ein wesentlicher Faktor zur erfolgreichen Realisierung. Eine rechtzeitige Einbindung der Mitarbeiter in die Planung und Umsetzung kann Innovationsbarrieren, wie Ängste und Vorurteile, abbauen. Ebenso sind die originären Informationen und Erfahrungen der Mitarbeiter als Entscheidungsbasis unerlässlich.

Bei der anschließenden Umsetzung sollte eine begleitende strategische Prämissenkontrolle eingesetzt werden, um so die während des Planungsprozess festgelegten Maßnahmen zu überwachen. Schließlich sollte diese Kontrolle in eine Evaluation münden. Eine Art der Erfolgsmessung kann z. B. durch Effektivitäts- und Effizienzbewertung der Prozessanpassung stattfinden.

Literaturverzeichnis

Fachliteratur

Blonski, Harald; Stausberg, Michael (Prozessmanagement, 2003): Prozessmanagement in Pflegeeinrichtungen, Hannover 2003

Hellweg, Rainer in „Der Tagesspiegel" Nr. 21788 vom 24.08.2013 (Schatten der Seele von Adelheid Müller-Lissner)

Maier, Björn; Heitmann, Christian; Rau, Ferdinand; Rutz, Stefan; Wolf-Mentzler, Claus (Psych-Entgeltsystem, 2013): Psych-Entgeltsystem: Rahmenbedingungen, Umsetzungshilfen, Erfolgsfaktoren (Gesundheitswesen in der Praxis), Heidelberg 2013

Neumann, Alexander (Qualitätsmanagement, 2008): Führungsorientiertes Qualitätsmanagement, 3. Aufl., München 2008

Schulz Du-Bois, Christian; Gohr, Benjamin; Rüther, Thorsten (Neues Entgeltsystem, 2011): Neues Entgeltsystem in Psychiatrie und Psychosomatik: Anleitung für die Anwendung im Klinikalltag und beim Medizincontrolling, Berlin; Bosten 2011

Studenski, Frank; Berton, René; Birr, Mario C. (Neues Entgeltsystem, 2013): Neues Entgeltsystem in der Psychiatrie und Psychosomatik: Daten, Analysen und Ausblicke, Wiesbaden 2013

Tietjen, Thorsten; Decker, André; Müller, Dieter H. (FMEA-Praxis, 2009): FMEA-Praxis, 3. Aufl., München 2009

Gesetze und Richtlinien

Bundespflegesatzverordnung vom 26. September 1994 (BGBl. I S. 2750), geändert durch Artikel 5b des Gesetzes vom 15. Juli 2013 (BGBl. I S. 2423)

Deutsche Krankenhausgesellschaft, GKV-Spitzenverband, Verband der privaten Krankenversicherung, Institut für das Entgeltsystem im Krankenhaus (DKR-Psych, 2013): Deutsche Kodierrichtlinien für die Psychiatrie/ Psychosomatik, 2013

Krankenhausfinanzierungsgesetz in der Fassung der Bekanntmachung vom 10. April 1991 (BGBl. I S. 886), das zuletzt geändert durch Artikel 5c des Gesetzes vom 15. Juli 2013 (BGBl. I S. 2423)